LEÇONS D'ÉPIDÉMIES

Réflexions engagées pour un futur sans épidémies

Alpha Kabinet KEITA
Abdoulaye TOURÉ
Lauréats du Prix Christophe Mérieux 2025

LEÇONS D'ÉPIDÉMIES

Réflexions engagées pour un futur sans épidémies

L'Harmattan
Guinée

http://www.editions-harmattan.fr

ISBN : 978-2-336-56145-5
EAN : 9782336561455

Sommaire

NOTE DES AUTEURS

Cet essai est né de l'intérieur, de l'intérieur d'un pays trop souvent frappé par les épidémies. De l'intérieur d'un système de santé mis à l'épreuve, de l'intérieur d'un engagement collectif, scientifique, humain et des expériences acquises au fil des années.

Depuis la première flambée du virus Ebola en Guinée en 2014, nous avons eu l'opportunité et la responsabilité de participer au plus haut niveau de la riposte sanitaire : en tant que professionnels de santé, chercheurs, enseignants, coordinateurs scientifiques et fondateurs du Centre de Recherche et de Formation en Infectiologie de Guinée (CERFIG). Chaque rôle nous a offert un angle de vue unique, mais une seule conviction a guidé l'ensemble : nous devons contribuer à bâtir des réponses basées sur les évidences et bâtir progressivement un système de santé solide.

Cet essai n'est pas un manuel académique. Il ne cherche pas à donner des leçons, mais à partager des expériences vécues, à transmettre des enseignements tirés du terrain, et à porter une vision que nous croyions profondément nécessaire pour la Guinée, l'Afrique et le monde : l'approche *One Health*.

Face aux crises sanitaires, nous ne pouvons plus séparer ce qui est naturellement et intimement lié : l'humain, l'animal, l'environnement. Nos politiques, nos systèmes de soins, nos formations et nos politiques de recherche doivent refléter cette interdépendance. C'est cette conviction qui a animé la création du CERFIG, en partenariat avec des institutions scientifiques nationales et internationales, et qui inspire chaque action que nous menons dans le domaine de la santé publique.

Au fil des pages, vous découvrirez les failles, les forces, les espoirs et les stratégies qui ont émergé au contact de la réalité. Vous y trouverez les visages oubliés des ripostes, les savoirs silencieux des communautés, les obstacles structurels et symboliques, mais aussi les leviers concrets du changement.

L'approche *One Health* n'est pas une option pour demain. C'est une urgence pour aujourd'hui. Et si cet écrit peut, ne serait-ce qu'un peu, contribuer à éveiller les consciences, à décloisonner les savoirs, à inspirer les décideurs ou les étudiants, alors il aura rempli son rôle.

Nous dédions cet ouvrage à celles et ceux qui, souvent dans l’ombre, ont tenu la ligne pendant les épidémies.

Introduction

Quand les épidémies nous parlent

En 2014, lorsque les premiers cas d'Ebola ont été signalés, nous étions à mille lieues d'imaginer l'ampleur de la tempête qui s'annonçait. Alors jeunes chercheurs rentrés au pays après un parcours scientifique à l'international, engagés dans la formation des futurs professionnels de santé et de la recherche médicale en Guinée, nous avons tous deux été happés par la violence de cette crise.

Notre première émotion ? L'impuissance. Voir des collègues et des voisins tomber, des patients mourir faute de diagnostic rapide, faute de compréhension, faute de moyens. Le silence des premiers jours, l'incrédulité, puis la peur. Une peur qui n'était pas seulement celle du virus, mais celle de l'ignorance collective, de l'isolement institutionnel, de l'impréparation.

Pourtant, dans ce chaos sanitaire, nous avons aussi vu naître des étincelles. Une fraternité nouvelle entre chercheurs, cliniciens, acteurs de la société civile et acteurs communautaires. Des instants de lucidité politique où, pour une fois, la science et la santé ont été placées au centre. Nous nous sommes vus changer. D'hommes de science, nous sommes devenus bâtisseurs. De spectateurs, nous sommes devenus acteurs d'un système que nous avons décidé d'améliorer.

Une épidémie, c'est une situation imprévisible. Un patient, puis deux, puis dix, puis cent… Des symptômes étranges. Des regards inquiets. Des questions sans réponses. Lorsque ça a commencé, personne ne savait encore que nous étions au seuil d'une tempête alors que tout a débuté comme un murmure dans les couloirs d'un hôpital, ou de banales discussions sur les réseaux ou par des causeries autour des cafés de Dixinn, de Kaloum ou de Kipé… Des murmures qui rapportaient l'apparition d'une maladie « mystérieuse » à Guéckédou. Des maladies mystérieuses au XXIe siècle ? Cela rappelait la théorie des miasmes qui était populaire au Moyen Âge en Europe avant que John Snow ne pose les bases de l'épidémiologie au XIXe siècle.

Les épidémies, comme celles de la Maladie à Virus Ebola (MVE), du virus Marburg, de la COVID-19, de la fièvre jaune, de la rougeole ou de la diphtérie ne préviennent pas. Elles apparaissent brutalement, mettent nos systèmes de santé à nu, elles révèlent leurs faiblesses, mettent à jour les inégalités qui les structurent, mais aussi celles qui partagent les pays du monde en fonction de la capacité de leur système de santé à y répondre. Elles bousculent notre quotidien et nous rappellent brutalement à quel point nous sommes vulnérables. Mais ces moments de crise sont aussi des révélateurs. Ils exposent nos forces, nos faiblesses, et parfois notre indifférence.

Comme le rappelle Charles Nicolle dans son ouvrage *Destin des maladies infectieuses* (1933) : « Il y aura donc des maladies nouvelles. C'est un fait fatal. Un autre fait, aussi fatal, est que nous ne saurons jamais les dépister dès leur origine. Lorsque nous aurons la notion de ces maladies, elles seront déjà toutes formées, adultes pourrait-on dire. »

En contextualisant ces propos, on pourrait penser qu'on vivra toujours avec l'apparition de nouvelles maladies, ou le retour de maladies qu'on croyait oubliées. Et face à cela, les médicaments deviennent

parfois moins efficaces, car les microbes apprennent à leur résister. Dans un monde où les humains, les animaux et la nature sont de plus en plus connectés, tout circule plus vite, y compris les virus. Alors, comment faire pour comprendre ces maladies à temps ? Comment les repérer avant qu'elles ne se propagent et deviennent des épidémies, voire des pandémies ? Il faut rappeler que depuis le décès de Charles Nicolle en 1936, on a vu surgir plus de 350 maladies nouvelles. C'est dire combien il est urgent d'apprendre à les anticiper.

Le virus Ebola arrive en République de Guinée en 2014[1], et peut-être même plusieurs mois avant, provoquant des infections en population humaine avec plus de 28 600 cas et plus de 11 235 décès. Le pays a brutalement pris conscience de la faiblesse morbide de son système de santé et de son manque de préparation face aux crises sanitaires, bien qu'un comité national de crise ait été créé vers 2007-2008. Devant cette émergence, nous avons été incapables de la reconnaître cliniquement, d'en faire le diagnostic biologique et de prendre en charge nos populations qui mouraient par dizaines. Ce fut la pire crise sanitaire de l'histoire de la Guinée. Elle nous a rappelé de manière violente la nécessité d'investir dans la santé et dans la préparation aux épidémies. Elle aurait également dû nous faire prendre conscience de l'état de notre système de santé, de ses faiblesses et de ses limites dans la prise en charge des multiples problèmes de santé de la population guinéenne.

---

[1] Baize, S. *et al.* (2014), « Emergence of Zaire Ebola Virus Disease in Guinea — Preliminary Report », *New England Journal of Medicine*, 371, pp. 1418-1425.

Cette crise sanitaire a été suivie par d'autres épidémies de rougeole, de Marburg, de Lassa, encore d'Ebola et par la pandémie de COVID-19. Cette dernière a secoué autant que la première épidémie d'Ebola avec un impact économique et social sans précédent. Nous avons eu l'opportunité d'être au cœur de ces ripostes successives et avons constaté avec beaucoup d'amertume une insuffisance de capitalisation des différentes épreuves, un recyclage systématique et une transposition automatique des stratégies de lutte d'une épidémie à une autre[2]. C'était par exemple le cas au début de la pandémie de COVID-19 du test systématique des corps ou des enterrements sécurisés.

Après toutes ces crises, on est tenté de se demander si l'homme apprend réellement de ses erreurs. Certes, la gestion de l'épidémie d'Ebola a permis au pays de renforcer les infrastructures de diagnostic et de prise en charge, des structures spécialisées dans la gestion des épidémies, des outils de gestion des épidémies ont été élaborés. Des formations en épidémiologie et dans le domaine du laboratoire ont été mises en place, mais il était évident que toutes les leçons n'avaient pas été tirées sur les faiblesses du nouveau système de coordination et de lutte contre les épidémies. Le recul n'était pas suffisant pour permettre au système de reconnaître que les agents pathogènes sont différents. Les procédures d'une épidémie de choléra ou de fièvre jaune ne sont pas systématiquement transposables à celles d'une épidémie de MERS ou de SARS-Cov. Nos expériences acquises

---

[2] Frédéric Le Marcis, « Expanding epidemic preparedness to include population memory: a key for better epidemic management », Roulleau-Berger, Laurence ; Li Peilin ; Kim, Seung Kuk ; Yasawa, Shujiro, *Handbook of Post-Western Sociology: From East Asia to Europe*, 5, Brill, pp. 937-955, 2023, Post-Western Social Sciences and Global Knowledge, 978-90-04-52932-8.

dans la gestion des crises Ebola et de la COVID-19 nous permettent aujourd'hui d'affirmer sans l'ombre d'un doute le caractère indispensable de capitaliser sur les expériences acquises pendant les épidémies passées pour améliorer la préparation et la réponse aux futures épidémies. Pour plusieurs raisons, il est important de tirer les leçons des émergences et réémergences récentes et passées. Car, comprendre les dynamiques des flambées passées aide à sensibiliser la population générale aux mesures spécifiques de prévention, ce qui est essentiel pour limiter la propagation des maladies. Pour faciliter et rendre efficace cette approche de compréhension, les scientifiques doivent disposer de moyens suffisants pour produire des connaissances permettant aux décideurs de développer des stratégies robustes et plus efficaces pour prévenir et/ou contenir de futures épidémies. Il est également fondamental de favoriser des échanges entre autorités sanitaires, chercheurs et communautés pour tirer les leçons des ripostes. Les chercheurs doivent apprendre à écouter la mémoire des populations que des historiens collectent et qu'un bilan critique soit réalisé collectivement.

Ces épidémies ont permis de développer plusieurs travaux de recherches qui ont contribué au développement d'outils diagnostiques, de vaccins et de traitements[3] [4]. Elles ont également facilité la compréhension de l'histoire

---

[3] Ahidjo Ayouba, Abdoulaye Touré, Christelle Butel, *et al.*, « Development of a Sensitive and Specific Serological Assay Based on Luminex Technology for Detection of Antibodies to Zaire Ebola Virus », *Journal of clinical microbiology*, 2017 ; 55: 1. 165-176 01.

[4] Ana Maria Henao-Restrepo, Anton Camacho, Ira M Longini *et al.*, « Efficacy and effectiveness of an rVSV-vectored vaccine in preventing Ebola virus disease: final results from the Guinea ring vaccination, open-label, cluster-randomised trial » (Ebola ça suffit !), *Lancet*, 2017, 389 (10068), pp. 505-518.

naturelle de la maladie à virus Ebola[5]. Ces importantes avancées pour la communauté ont permis non seulement de mieux gérer en Guinée la résurgence du virus Ebola de février 2021[6], mais aussi de renforcer globalement la compréhension de la population et sa résilience face aux défis sanitaires. Il est tout de même important de noter que cette amélioration de la résilience de la population face aux défis épidémiques fait suite à un passé marqué par des réticences légitimes, des résistances et une méfiance vis-à-vis des directives officielles. Cette évolution témoigne donc de la capacité collective à apprendre des crises. Elle doit être entretenue en adoptant une approche inclusive, participative et contextualisée de la gestion des crises sanitaires, fondée sur l'écoute, la transparence, la co-construction des réponses et la valorisation des savoirs communautaires.

Cet essai naît donc d'une conviction profonde : **que nos vrais problèmes ne trouveront de vraies solutions que lorsqu'on aura l'intelligence de les proposer nous-mêmes**. Pas par arrogance, mais parce que nous avons appris. Parce que, dans la douleur et le chaos, nous avons vu naître des gestes d'humanité, des élans de courage, des sursauts de patriotisme et de solidarité. Ce n'est donc pas un manuel technique, mais un récit vivant tiré de plusieurs années de pratique et d'observations. Celui de nos erreurs, de nos réussites, et surtout, de ce que nous pouvons bâtir ensemble.

En République de Guinée comme ailleurs, les épidémies ont laissé des cicatrices. Certaines visibles,

---

[5] Jean-François Etard, Mamadou Saliou Sow, Sandrine Leroy *et al.*, « Multidisciplinary assessment of post-Ebola sequelae in Guinea (Postebogui): an observational cohort study », *The Lancet. Infectious diseases*, 2017 ; 17: 5, pp. 545-552.

[6] Keita, A. K. *et al.*, « Resurgence of Ebola Virus in 2021 in Guinea: Lessons from the 2014–2016 West Africa Outbreak », *The Lancet. Infectious Diseases*, 2021.

d'autres invisibles. Pourtant, chaque crise est aussi une occasion de se remettre en question, de s'unir, de changer. Il est certainement temps de tourner le dos à l'attentisme, de briser le cycle de l'assistanat, et de prendre notre destin sanitaire en main en identifiant sainement nos problèmes, proposer des solutions locales et se donner les moyens de les mettre en œuvre.

À travers ces pages, nous allons explorer ces leçons de terrain. Nous parlerons de ceux qui ont veillé sans relâche, de ceux qu'on a oubliés, des décisions qui ont compté, et de celles qui ont coûté cher. Nous mettrons en lumière les pistes d'un avenir plus résilient. Un avenir où la santé de l'homme, de l'animal et de l'environnement ne feront plus qu'un. Un avenir où la collaboration, qu'elle soit nationale et/ou internationale, est un atout fort et le financement endogène une nécessité absolue. Un avenir où les politiques publiques se nourrissent de la science.

Chapitre 1

Préparer plutôt que subir

Contrairement aux grandes catastrophes comme les tremblements de terre, les tsunamis, les incendies, une épidémie peut durer plusieurs mois, voire plusieurs années. C'est le cas du Mpox en Europe et dans certains pays de l'Afrique centrale et de l'Ouest comme la Sierra Leone, la Côte d'Ivoire, de la COVID-19 ou de la Diphtérie en Guinée. La préparation à un événement plus long peut donc être légèrement différente de celle utilisée pour des événements ponctuels. En Guinée, le ministère de la Santé est en charge de la préparation et de la riposte aux épidémies et l'Agence nationale de gestion des urgences et catastrophes humanitaires s'occupe des situations de catastrophes.

Mais la préparation, on n'y pense jamais vraiment ou très peu… jusqu'à ce qu'il soit trop tard. Lorsque l'épidémie frappe, les sirènes hurlent, les visages se ferment, les décisions s'improvisent dans l'urgence, le chaos et la désarticulation s'installent. L'infodémie s'enracine et l'émotion devient maître. C'est à ce moment précis que l'on se rend compte de tout ce qu'on aurait pu, dû, faire en amont. Mais le temps perdu ne se rattrape pas.

En 2014, la République de Guinée a vu le virus Ebola s'infiltrer lentement, puis brutalement s'abattre sur ses communautés et s'exporter au-delà des frontières pour être une urgence de santé publique de portée internationale. Des villages entiers figés dans la peur, la stigmatisation et l'isolement. Des hôpitaux débordés. Des soignants sont tombés, faute d'équipements. C'est là qu'on a compris que l'absence de préparation coûtait des vies et de l'argent. Mais la leçon n'est pas nouvelle. Depuis toujours, les épidémies naissent dans les failles de nos systèmes. Elles se nourrissent des inégalités sociales et de santé, de la promiscuité, du silence, de l'ignorance et parfois de la négligence ou de la mollesse des autorités. Elles se répandent là où la prévention n'a pas su entrer ou la promotion de la santé est faible.

Après l'épidémie d'Ebola et la pandémie de la COVID-19, la préparation aux épidémies ne peut plus se faire comme avant. Avant 2014, l'expérience se résumait à la gestion de crises localisées de méningite, de fièvre jaune, de rougeole, de choléra, de lassa, etc. Le risque d'un embrasement global était faible. Cependant, la survenue d'épidémie de MERS au Moyen-Orient en Afrique du Nord et le H1N1 un peu partout dans le monde au début des années 2000 ont montré qu'une menace locale peut facilement devenir une menace globale. Et la pandémie de la COVID-19 a suscité une prise de conscience partagée à plusieurs niveaux, concernant notamment la nécessité de considérer en amont les contextes et mécanismes des émergences, puis le caractère central des aspects sociopolitiques dans la réponse, et de recourir à des approches multidisciplinaires dans la recherche comme dans l'intervention[7] [8]. Nous vivons dans un monde interconnecté où il ne faut parfois que très peu de temps

---

[7] Traore T., Shanks S., Haider N. *et al.*, « How prepared is the world? Identifying weaknesses in existing assessment frameworks for global health security through a One Health approach », *Lancet*, 2023, 401 (10377), pp. 673-687.

[8] Alice DESCLAUX, Blandine BILA, Marc EGROT, Khoudia SOW, « Se préparer face aux épidémies. Une stratégie de renforcement des compétences en sciences sociales en Afrique », *Med Trop Sante Int*, 2023, 3(4), mtsi.v3i4.2023.440.

entre l'émergence d'un nouvel agent pathogène et sa propagation dans le monde.

Dans ce contexte, un des rôles des autorités sanitaires est d'élaborer des modèles et/ou plans de préparation et de réponse aux épidémies efficaces. Être dans l'anticipation et non dans la réaction. Mettre en place des procédures claires pour la surveillance, la détection, la notification et la réponse aux épidémies. Ces procédures doivent tenir compte du contexte local et ne doivent pas être une transposition mécanique de documents génériques élaborés ailleurs.

Éviter le cloisonnement, faire la promotion et s'ouvrir à l'interdisciplinarité pour renforcer les capacités des acteurs intervenant dans la lutte contre les épidémies. Il est aujourd'hui plus qu'indispensable de ne pas regarder les épidémies sous le seul spectre de la santé humaine ou d'une discipline, mais d'en faire une préoccupation globale intégrant plusieurs approches complémentaires qui associent les communautés, les écosystèmes et les professionnels du secteur de la santé ainsi que toutes disciplines permettant de mieux comprendre les logiques au sein des populations.

Les expériences passées pourront donc être utilisées de manière plus efficace pour renforcer les capacités en matière de prévention, de détection, de notification et de réponse aux épidémies. Les formations pourraient être dispensées pour améliorer les compétences en matière de diagnostic, de prise en charge des patients et de gestion des équipes de réponse aux épidémies.

C'est dire que préparer, c'est penser l'impensable. C'est former des équipes avant que le danger ne survienne. C'est avoir des stocks prêts, des protocoles opératoires clairs, des outils simples à activer. C'est imaginer des scénarios en s'adaptant au mieux aux besoins, contraintes et réalités du moment. C'est aussi s'entraîner, simuler. Et surtout, c'est écouter les signaux faibles que détectent souvent les chercheurs et les communautés. Ceux qui viennent des forêts, des marchés, des animaux malades, des humains inquiets. Il faut également apprendre des façons dont les populations perçoivent et vivent avec le risque pour les accompagner dans une démarche de prévention co-construite. Car bien souvent, les premières alertes sont des chuchotements que personne n'entend ou parfois qu'on banalise ou sous-estime.

Nous devons construire la vigilance et préparer les soldats en période de paix, comme l'affirme si bien ce **vieux proverbe africain : « C'est pendant l'accalmie qu'on aiguise sa machette. »**

La santé publique n'échappe pas à cette sagesse. Nous devons préparer les soldats en temps de paix : renforcer les laboratoires, former les soignants, éduquer les populations, surveiller les zones à risque et instaurer un dialogue permanent entre tous les acteurs de la préparation, même si elle doit se faire sous le leadership d'une structure, elle se doit d'intégrer toutes les autres qui peuvent apporter de l'expertise ou de l'expérience.

Mais la préparation à une épidémie ne peut être l'affaire de la santé seule. Elle doit être, multisectorielle, multidisciplinaire et collective. Car la maladie ne connaît pas les frontières entre humains, animaux et environnement. **C'est là que l'approche *One Health* devient notre boussole et nous pousse à regarder la santé depuis plusieurs fronts.**

Imaginez une communauté rurale dans une vaste forêt primaire, vivant au rythme de la chasse, de l'agriculture et de la pluie. Un jour, une fièvre étrange. Une toux. Un enfant qui meurt. Puis deux. Les rumeurs courent. On accuse les mauvais esprits. Personne ne pense à un pathogène provenant de la faune. Pourtant, c'est souvent là que tout commence à la frontière invisible entre l'humain et le sauvage. D'autres circonstances peuvent être signalées, car nous ne pouvons pas nous empêcher aussi de prendre l'exemple des pêcheurs qui sont revenus de la mer avec de curieuses lésions épidermiques qui ont pu être attribuées banalement ou à tort à une exposition à des produits chimiques. Le Sénégal où des cas similaires ont été notifiés a adopté une stratégie plus intégrée en sollicitant les chercheurs qui ont montré que l'origine était biologique. Les éruptions étaient dues à une microalgue marine *Vulcanodinium rugosum*[9].

L'approche *One Health*, c'est comprendre que la santé humaine n'est qu'un reflet de celle de notre environnement et de nos animaux. C'est relier les points. Croiser les disciplines. Travailler ensemble, et non en silos. C'est aussi une invitation à changer de regard. Ne plus traiter les épidémies comme de simples accidents, mais comme les symptômes d'un système déséquilibré. C'est clairement le résultat des inégalités de santé et sociales.

Il faut donc agir en amont, avec intelligence, car prévenir une épidémie, ce n'est pas uniquement injecter des vaccins ou distribuer des gants. C'est aussi former,

---

[9] Gorse, Léana *et al.*, « Portimine A toxin causes skin inflammation through ZAKα-dependent NLRP1 inflammasome activation », *EMBO molecular medicine*, vol. 17,3 (2025), pp. 535-562.
DOI: 10.1038/s44321-025-00197-4

encore et encore, le personnel impliqué dans la riposte, les vétérinaires, les biologistes, les épidémiologistes, les anthropologues, les cliniciens. Éduquer les communautés à reconnaître les signes, à réagir vite, cultiver la confiance entre les populations et le système de santé. Promouvoir la culture du service à la population, donc soigner les conditions de travail des agents pour justifier le niveau d'exigence. Financer des travaux de recherches, des systèmes d'alerte. Décloisonner les disciplines, les ministères, les acteurs de terrain, les citoyens. **C'est également comprendre que chaque franc, chaque euro, chaque dollar investi avant une crise épargne des millions pendant. Et surtout, qu'il sauve des vies.**

En Guinée, une plateforme *One Health*, dont la mise en place a été encouragée et soutenue par les États-Unis d'Amérique au lendemain de la crise d'Ebola, a été créée en 2017. Elle regroupe statutairement les ministères en charge de la Santé et de l'Élevage et a été pensée pour s'imposer comme un levier stratégique pour la coordination intersectorielle entre les secteurs de la santé humaine, animale et environnementale. Son fonctionnement devrait reposer sur un réseau d'institutions nationales, dont le ministère de la Santé, le ministère de l'Agriculture et de l'Élevage, celui de l'Environnement, ainsi que des structures d'appui. Depuis sa création, des efforts sont certes faits, mais son efficacité est moindre à cause du peu d'attention et de son ancrage. Aujourd'hui, les plateformes régionales et préfectorales peinent à fonctionner correctement. À sa création, cette plateforme devait favoriser le partage d'informations, la réponse rapide aux alertes sanitaires, l'analyse conjointe des risques et la mise en œuvre de plans d'action coordonnés. Cette structure devrait être encouragée et soutenue et son opérationnalisation considérée comme un impératif dans un pays confronté aux interfaces multiples entre humains, animaux et écosystèmes perturbés.

Cependant, malgré les secousses des deux grosses épidémies Ebola et COVID-19, la plateforme *One Health* de Guinée tarde à être pleinement fonctionnelle. Dans sa configuration actuelle, le défi majeur est d'adopter une approche holistique pour dépasser les structures et les paradigmes organisationnels et disciplinaires pour développer une véritable coopération entre tous les secteurs directement ou indirectement touchés par les maladies à potentiel épidémique[10]. Au-delà de ces freins structurels, plusieurs limites entravent le bon fonctionnement de cette structure indispensable pour la lutte contre les maladies en général, et particulièrement contre les épidémies.

Parmi les limites observées, nous pouvons énumérer principalement :

- **Un manque de financement durable :** la plateforme repose en grande partie sur des projets ponctuels financés par des partenaires extérieurs. L'absence de budget national dédié affaiblit sa capacité à coordonner sur le long terme. Son fonctionnement repose sur les projets de la Banque mondiale et des projets américains. Cette situation pourrait empirer avec les nouvelles décisions de l'administration Trump aux USA.
- **Un faible ancrage institutionnel :** bien qu'intersectorielle par nature, la plateforme reste parfois perçue comme relevant davantage du secteur santé humaine. Cela limite l'engagement effectif des secteurs vétérinaire et environnemental, pourtant

---

[10] Maltais S., Bangoura S., Paku R. *et al.*, « Analyse comparative des initiatives One Health en Guinée et en République démocratique du Congo : un appel à l'opérationnalisation », *IHTP*, 2(3), SI: 48-60; 2:2022.

essentiels. En plus de son ancrage, elle doit être réformée en intégrant les ministères en charge de l'Agriculture, de l'Environnement, de l'Enseignement et de la Recherche scientifique.

- **Une insuffisance de ressources humaines dédiées :** il existe peu de personnels spécifiquement affectés au fonctionnement quotidien de la plateforme. Elle fonctionne souvent de manière intermittente, en fonction des crises ou projets en cours.
- **Des problèmes de gouvernance et de clarté des rôles :** l'articulation entre les ministères, les instituts techniques et les universités reste floue. Cela génère des conflits de légitimité ou un manque d'appropriation.
- **Des limites de la coordination opérationnelle :** en dehors des grandes réunions stratégiques, les coordinations techniques, par exemple l'effectivité d'une surveillance épidémiologique conjointe et d'une réponse intégrée aux alertes, sont encore trop rares et peu systématisées.
- **Un manque d'indicateurs et de suivi-évaluation :** l'absence d'un système clair de mesure des résultats empêche d'évaluer objectivement les progrès ou de corriger les dysfonctionnements.

Au regard des limites observées et malgré sa pertinence stratégique, la plateforme *One Health* de Guinée peine encore à jouer pleinement son rôle de levier national pour la coordination intersectorielle. À travers cet essai, nous proposons des solutions qui ont fait leurs preuves ailleurs, et qui sont largement à notre portée.

Il s'agit d'abord de lui garantir un véritable ancrage institutionnel. La rattacher directement à la Primature ou à une instance nationale multisectorielle permettrait de dépasser les logiques de tutelle sectorielle et d'affirmer son rôle fédérateur. Ensuite, il faut rompre avec la dépendance aux financements extérieurs en inscrivant durablement une ligne budgétaire dans la loi de finances, tout en imaginant un fonds multi-acteurs alimenté par des partenaires publics, privés et internationaux.

L'efficacité d'une telle plateforme repose aussi sur des ressources humaines compétentes et disponibles. Doter la structure d'une équipe permanente, composée d'experts en santé humaine, animale, environnementale, mais aussi en économie et en gestion des données. Ces professionnels pourraient travailler de concert avec les chercheurs des universités et centres de recherche du pays, apportant rigueur scientifique et continuité opérationnelle.

Il faut également clarifier les rôles, les procédures et les responsabilités. Un guide commun, régulièrement mis à jour, permettrait à chaque ministère, à chaque acteur, de savoir ce qu'il attend des autres et ce que les autres attendent de lui. Enfin, l'impact d'une telle plateforme ne pourra se mesurer sans outils de suivi. Des indicateurs partagés, un système d'information intégré, et la publication annuelle d'un rapport d'activités commun contribueraient à asseoir sa crédibilité, tout en rendant visible son action auprès du grand public.

Sur la base de nos expériences, nous sommes convaincus que redonner du souffle à la plateforme *One Health* n'est pas simplement corriger un mécanisme administratif. C'est investir dans une meilleure réponse collective aux risques sanitaires. C'est aussi, plus profondément, reconnaître que les déterminants de la santé dépassent les hôpitaux et les laboratoires, surtout dans le contexte de la République de Guinée où les pressions croissantes exercées par l'exploitation minière sur les écosystèmes, les déplacements de populations, la perturbation des habitats naturels des animaux sauvages et la pollution des sources d'eau imposent une vigilance nouvelle. Les foyers d'émergence de maladies infectieuses ne se trouvent plus uniquement dans les forêts primaires, les marchés ou les centres de soins, mais dans les zones d'orpaillage, les corridors forestiers fragmentés, les villages précaires nés autour des mines. C'est là que l'approche *One Health* prend tout son sens, en reliant l'analyse des dynamiques humaines, environnementales et sanitaires, elle nous invite à repenser la santé comme un tout, en amont des crises.

Chapitre 2

Répondre à temps

Quand une épidémie éclate, tout s'accélère. Les rumeurs se répandent plus vite que le pathogène. Les centres de santé se remplissent. Les appels se multiplient. Et pendant que certains cherchent encore à comprendre, d'autres n'ont plus le temps d'attendre. À ce stade, l'essentiel se joue dans les premières heures, parfois dans les premiers jours. C'est là qu'une réponse adaptée peut tout changer. Et qu'une mauvaise coordination peut tout aggraver. Une détection rapide associée à une réponse immédiate peut sauver des vies et limiter la propagation d'une épidémie. Il convient de se rappeler de la gestion de la dernière crise Ebola survenue en février 2021 en Guinée. Dans nos positions de directeur général de l'Institut National de Santé Publique (INSP) et de responsable du laboratoire du Centre de Recherche et de Formation en Infectiologie de Guinée (CERFIG), nous avons contribué à une prise de décision rapide. Un soir vers 19 h-20 h, nous avons reçu l'alerte d'un cas suspect de fièvre hémorragique reçue au centre de traitement épidémiologique de Nongo. Deux prélèvements ont été faits chez le patient. L'un envoyé à l'INSP et l'autre au CERFIG. Les réactifs stockés dans ce laboratoire pour des besoins de recherche ont permis d'analyser les échantillons et avoir un résultat en moins de 3 heures. Avant 23 h, nous étions les deux à savoir que le pays venait encore d'être touché pour la deuxième fois par le virus Ebola. Aussi, nous avons appelé successivement le ministre de la Santé Dr Remy Lamah, le Secrétaire général

Dr Sékou Condé, le Directeur général de l'Agence nationale de sécurité sanitaire, Dr Sakoba Keita, le Représentant de l'OMS en Guinée, Pr Alfred Georges Ki-Zerbo. Une réunion de crise a été organisée dès le lendemain matin à 8 h, suivie de la déclaration d'épidémie. Cette fois, le pays n'a pas eu besoin de recourir à l'étranger pour confirmer une épidémie aussi grave comme ce fut le cas la première fois, où il a fallu passer plus de trois mois avant de savoir qu'une épidémie d'Ebola se propageait à l'intérieur du pays. Nous étions si fiers d'avoir contribué à cela. Ce diagnostic précoce a permis de déployer très rapidement les stratégies de riposte dont la vaccination des contacts, et des contacts des contacts. Le pays venait d'échapper à une catastrophe qui a failli se rajouter à la pandémie de COVID-19 qui était en cours en Guinée comme partout dans le monde. De nombreuses vies venaient d'être sauvées, beaucoup d'argent économisé, l'isolement et la stigmatisation du pays évités. Chaque citoyen ne serait-il pas un héros par hasard ? Même si on ne retient que ceux dont la vie a été contée par les griots ou magistralement écrite par les historiens et écrivains. Mais en y réfléchissant, nous étions aussi tristes. Tristes de constater que le diagnostic de cette épidémie a reposé sur les derniers réactifs dans les laboratoires de recherche. Ces réactifs auraient été utilisés la veille pour des activités de routine du laboratoire, le pays serait tombé dans une autre crise sanitaire. Malheureusement, cette insuffisance persiste dans notre système de santé depuis plusieurs décennies[11]. Malheureusement, malgré les réformes et projets dédiés, le pays n'est pas à l'abri des mêmes risques de propagation d'épidémies par faute de diagnostic ou de coordination. En témoignent les épidémies de diphtérie, de coqueluche, de rougeole qui

[11] Safiatou Diallo, *Politiques de santé en Guinée. De la colonisation au début du XXI*e *siècle*, L'Harmattan, 2021.

sont pourtant évitables par la vaccination, mais qui ont élu domicile dans le pays. Ce système mérite d'être repensé pour plus d'efficacité et d'efficience. Notre système de santé doit être holistique et se réconcilier avec lui-même et avec l'ensemble de ses composantes. Depuis plus de 30 ans, il est resté vertical, chaque structure s'enferme et ne collabore pas suffisamment avec les autres entités. L'expertise des universitaires et plus spécifiquement des Facultés des Sciences et techniques de la Santé et de Sciences Sociales est rarement sollicitée. La gestion des cas de dermatoses cutanées signalés chez les pêcheurs et déjà évoqués illustre les effets néfastes d'une réponse sectorielle. Menée sans coordination interdisciplinaire, cette intervention a manqué d'intégrer les expertises pertinentes, compromettant ainsi l'analyse approfondie des causes et la définition de mesures durables.

Il convient à ce titre de rappeler ces événements survenus en avril 2023, lorsque plusieurs dizaines de pêcheurs ont été hospitalisés pour des lésions cutanées sévères. Ces brûlures, apparues après un contact avec une nappe d'eau de mer de couleur ocre, ont été attribuées à un agent chimique corrosif encore non identifié. Cet incident souligne l'importance d'une coordination intersectorielle efficace pour prévenir et gérer de telles crises sanitaires.

L'approche *One Health* permet une surveillance renforcée des agents pathogènes à la fois chez les animaux domestiques, la faune sauvage et les humains. Elle permet d'élaborer des stratégies de prévention plus efficaces, telles que la vaccination des animaux contre certaines maladies, la sensibilisation des populations locales aux risques liés à la manipulation d'animaux sauvages, ou encore l'amélioration des conditions d'hygiène dans les marchés d'animaux. En Guinée, où les zones rurales sont très dépendantes de l'agriculture et de l'élevage, une implémentation efficace de cette approche permettrait de détecter plus rapidement les agents infectieux avant qu'ils ne se transmettent aux populations humaines. L'avenir de la prévention des épidémies dépendra donc de l'efficacité avec laquelle ce modèle sera adopté et mis en œuvre dans un cadre national, régional et global.

Nous devons constamment garder à l'esprit que le silence tue et que la surveillance sauve !

Il faut imaginer un système de santé comme un filet. S'il est trop lâche, le danger passe à travers. Trop tendu, il casse. Le rôle de la surveillance épidémiologique, c'est de tisser ce filet afin qu'il soit solide, fin, et connecté à toutes les réalités. Ce processus commence par l'écoute. Un infirmier qui remarque une toux inhabituelle. Un vétérinaire qui voit une étrange mortalité animale. Une mère qui s'inquiète. Une donnée envoyée depuis un poste de santé reculé. Ces petits signes, quand ils sont centralisés, analysés, partagés, peuvent prévenir une catastrophe. Ces petits signes révèlent parfois des phénomènes plus graves. Il suffit de se rappeler que la décourte du VIH était consécutive à l'observation de trois cas de pneumocystose à Los Angeles au début des années 1980 par le Dr Grottlieb. Quelques mois plus tard cinq autres cas ont notifiés dans la même ville. Avec l'appui des chercheurs à Paris, l'agent pathogène qui était responsable de l'éffondrement du système immunitaire de ces patients a été identifié et nommé « virus de l'immunodéficience humaine-VIH ». Finalement, la maladie s'est propagée pour devenir un des plus grands défis sanitaires du 20ème et du 21ème siècle.

Aujourd'hui, avec les technologies modernes ; intelligence artificielle, téléphonie mobile, analyses des données et/ou informations en temps réel, nous avons les outils. Ce qui manque souvent, c'est la coordination et la volonté.

En République de Guinée, dans bien des villages, un poste de santé, c'est une pièce, un lit, un seau d'eau, et beaucoup de courage. Et pourtant, on y sauve des vies. Mais lorsqu'une épidémie frappe, ces murs montrent leurs limites. Faute de personnel qualifié, de laboratoires proches, les échantillons voyagent des jours. Faute d'équipements, les soignants improvisent. Faute de personnel, les patients attendent… ou meurent.

Répondre à une crise, c'est avant tout avoir les moyens physiques de le faire. Il ne suffit pas d'un bon plan. Il faut des bâtiments solides, des ambulances qui roulent, de l'eau, de l'électricité, des radios qui fonctionnent, des bras pour prélever. Et surtout, il faut des personnes formées, protégées, et valorisées. Un problème partagé, une solution collective, car les épidémies n'obéissent à aucun ministère. Elles traversent les champs, les marchés, les rivières, les quartiers. Elles touchent les éleveurs, les commerçants, les enseignants, les enfants. C'est pourquoi la réponse ne peut venir d'un seul secteur.

Une équipe de réponse, ce n'est pas seulement des médecins. C'est aussi des vétérinaires, des communicateurs, des logisticiens, des anthropologues, des leaders religieux, des chauffeurs, des couturiers qui cousent des blouses. C'est toute une chaîne humaine mobilisée autour d'un objectif : stopper la propagation d'un pathogène. Et cela n'est possible que si les ponts existent déjà entre les institutions. Si les règles sont claires. Si les rôles sont connus. Si la confiance circule. Il faut impérativement communiquer de manière claire pour ne pas la perdre. La confiance se construit au long cours, dans les interactions quotidiennes. Elle est éprouvée en temps de crise, mais on ne peut la décréter alors même qu'elle est mise à l'épreuve.

Dans toutes les épidémies, un ennemi invisible accompagne le pathogène : la peur.

Et face à la peur, il n'y a qu'un remède : la vérité. Communiquer pendant une crise, ce n'est pas réciter des communiqués. C'est parler aux gens là où ils sont, dans leur langue, avec leurs mots, avec respect. C'est reconnaître leur expérience, reconnaître les conditions dans lesquelles ils rencontrent l'épidémie et la comprennent. Les prendre au sérieux. C'est expliquer sans accuser, rassurer sans mentir, alerter sans paniquer. L'erreur de communication peut tuer autant qu'un pathogène. Elle peut détourner les malades des centres de soins, attiser la violence, briser la confiance. Les messages diffusés doivent être clairs, cohérents et transparents pour garantir la confiance des populations et assurer une adhésion aux mesures de contrôle, telles que les quarantaines ou la vaccination. Un échec dans la communication peut aggraver une situation de crise et favoriser la propagation de rumeurs et la désinformation (par exemple : en 2014, on voyait des panneaux pour encourager à aller dans les CTE et qui disaient en même temps « Ebola Tue »).

Nous devons donc tirer les leçons de nos erreurs, pour ne pas recommencer. Il faut intégrer que chaque crise est une école. Encore faut-il prendre le temps d'en faire le bilan. Cependant, après Ebola, après la COVID-19, combien d'ateliers, de rapports, de recommandations ? Et combien ont été suivis ? La réponse se joue là aussi : dans la capacité à apprendre de ses erreurs, à documenter, à simuler, à corriger, **car chaque minute de silence, de désorganisation ou de doute… peut coûter des vies. Il**

faut également beaucoup d'humilité, car il y a ce qu'on sait, et ce qui reste à découvrir, ce qu'on peut et ce contre lequel on ne peut rien…

Chapitre 3

Rebâtir sur des fondations solides

Les épidémies ne préviennent pas leurs cibles. Elles frappent là où le sol est fragile, là où les fondations tremblent. Et quand elles arrivent, c'est tout un système qui vacille.

Ce système, c'est notre santé publique. Celle qu'on critique parfois, qu'on oublie souvent, qu'on entretient moins, mais sans laquelle rien ne tient. Pas les vaccinations. Pas les accouchements. Pas les soins d'urgence. Et surtout, pas la gestion des crises et presque pas d'investissement dans la promotion de la santé.

Ces lacunes structurelles dans les systèmes de santé révélées par les épidémies mettent en lumière bien souvent une pénurie de personnel, un manque d'infrastructures ou une coordination défaillante. Ces faiblesses compromettent la capacité des pays à répondre efficacement. Il est donc important d'identifier ces vulnérabilités qui doivent être suivies de réformes structurelles visant à améliorer la résilience globale des systèmes de santé. La santé et l'éducation sont le socle du développement harmonieux de la société. Une société malade ou analphabète ne saurait embrasser la voie du développement. Notre système de santé doit être une priorité, et le respect des engagements contenus dans la déclaration d'Abuja un objectif. Le projet Simandou, du moins dans la présentation que nous observons dans les médias, et d'autres solutions innovantes peuvent contribuer à cela.

Au plus fort de l'épidémie de la maladie à virus Ebola en République de Guinée, certains centres de santé ont fermé. Les soignants avaient peur. Les patients fuyaient. Les femmes enceintes accouchaient seules. Les enfants n'étaient plus vaccinés. Les maladies chroniques n'étaient plus suivies. Le système de santé s'était replié sur lui-même, comme un corps blessé.

Ce que cette crise a révélé, ce n'est pas seulement la violence d'un virus, mais la fragilité structurelle de nos institutions sanitaires. Manque d'équipements. Faible coordination. Rupture des approvisionnements. Absence de réserve. Et, parfois, découragement silencieux des équipes sur le terrain.

Alors, une question simple se pose : que veut dire « renforcer un système de santé » ?

Le personnel de santé est au cœur de toute réponse épidémique. Il est impératif de renforcer ses capacités, car une bonne gestion du capital humain permet d'éviter les surcharges de travail, l'épuisement professionnel et les départs prématurés du personnel en situation de crise.

Nous devons comprendre que renforcer un système, c'est investir dans les personnes. Celles et ceux qui font vivre ces lieux : les médecins, les infirmiers, les agents de santé communautaires, les laborantins, les logisticiens, les femmes de ménage, les vigiles… Pas seulement les murs, les lits, ou les ambulances, car derrière les mots, il existe des visages. Avoir à l'esprit que la santé n'est pas une dépense, mais un investissement. Il faut leur offrir :

- Des formations continues ;
- Des conditions de travail dignes ;
- Des protections suffisantes ;
- Un accompagnement psychologique.

Et surtout, de la considération. Car un soignant épuisé, sous-payé, non protégé… ne peut pas porter seul tout le poids d'une épidémie. Nous devons impérativement anticiper les vagues, soigner l'organisation et organiser l'imprévisible.

Cette organisation est plus que nécessaire, car devant un afflux massif de patients, il faut se poser les bonnes questions et savoir :

- Qui fait quoi ;
- Où orienter les cas graves ;
- Quels services maintenir ;
- Quelles ressources affecter.

Cela exige des protocoles clairs, des chaînes d'approvisionnement fiables, et des plans de continuité des soins pour les malades qui n'ont rien à voir avec la crise en cours. Une épidémie ne devrait pas être synonyme d'arrêt total des autres soins. Elle doit être absorbée sans effondrer le reste du système. Il ne faut surtout pas se donner le luxe de manquer ce qui est important, car pendant une crise, tout manque : masques, gants, médicaments, seringues, carburant, personnel, sommeil.

Mais ce manque n'est pas une fatalité. Il est souvent le symptôme d'une absence de planification.

Il faut toujours avoir à l'esprit que renforcer un système de santé, c'est prévoir des stocks de sécurité. Diversifier les fournisseurs. Cartographier les besoins. Créer des ponts logistiques. Et surtout, c'est intégrer la flexibilité dans le fonctionnement. C'est accepter que les crises ne préviennent pas, mais qu'on peut les attendre avec des bases solides, car **la santé doit se construire dans la durée, et ne doit pas être considérée comme une variable d'ajustement**.

CHAPITRE 4

Valoriser les humains derrière les blouses

Quand une épidémie éclate, on regarde d'abord les chiffres. Le nombre de cas. Les courbes. Les décès. Mais derrière chaque donnée, il y a un visage. Une fatigue. Une main tendue. Un regard inquiet. Une blouse trempée de sueur. Une voix qui rassure.

Les ressources humaines qualifiées, bien formées et motivées sont au cœur de la lutte contre les épidémies. La mobilisation rapide des médecins, infirmiers, épidémiologistes, virologues, anthropologues et autres experts est essentielle pour une réponse efficace. Il est donc nécessaire de former des équipes multidisciplinaires capables de travailler ensemble dans ces situations difficiles, car derrière chaque victoire contre une crise sanitaire, il y a un être humain debout.

Ils s'appellent **Moriba**, **Emile**, **Aboubacar**, **Abdoul**, **Haby**, **Joel**, **Penda**, **Ibrahima**, **Thierno**, **Mariama, Cécé, Aliou, Sylla ...** La liste est longue. Ils sont les premiers à arriver, les derniers à partir. Ils sont médecins, infirmiers, épidémiologistes, hygiénistes, techniciens de laboratoire, logisticiens, chauffeurs d'ambulance, agents de santé communautaires. Ils sont la colonne vertébrale du système de réponse.

Lorsque le virus Ebola a frappé dans notre pays, ce sont eux qui ont été envoyés en première ligne. Parfois sans gants. Parfois sans formation. Parfois sans certitude qu'ils reviendraient chez eux.

Et pourtant, ils y sont allés. Pourquoi ?

Parce qu'on ne devient pas soignant pour fuir quand le feu prend.

Parce que, pour beaucoup d'entre eux, soigner est une vocation, une responsabilité, une promesse silencieuse.

Ces personnes que l'on nomme « agents de santé » doivent être formées, pas informées. On pense souvent qu'une formation, c'est un atelier. Quelques PowerPoints. Une attestation. Mais une vraie formation, c'est bien plus : c'est une répétition du réel.

C'est apprendre à réagir dans le stress, porter un équipement de protection correctement, gérer les malades et les familles, communiquer avec les communautés, protéger sa propre santé mentale.

Il ne suffit pas d'un diplôme. Il faut des formations continues, pratiques, contextuelles. Et il faut les rendre accessibles à tous, pas seulement aux grandes villes ou aux hôpitaux centraux. Nous devons prendre soin de ceux qui soignent.

On les appelle « héros » pendant les crises.

Mais dès que le calme revient, ils redeviennent invisibles.

Le syndrome d'épuisement professionnel, les dépressions, le stress post-traumatique sont des réalités pour beaucoup de soignants. Certains ont perdu des collègues, des amis, des patients qu'ils n'oublieront jamais.

Et pourtant, combien bénéficient d'un vrai accompagnement ?

Combien sont écoutés ? Soutenus ? Protégés ?

Valoriser le capital humain, c'est aussi prendre soin de la personne derrière le professionnel. Nous devons innover dans la mise en place de formation pour permettre à ces « héros oubliés » d'apprendre autrement. Nous avons les outils, la technologie et c'est une chance, pas un luxe.

Des plateformes de formation à distance, des simulateurs de crise, des échanges entre pays via visioconférences… tout cela permet d'apprendre vite, à moindre coût, et de connecter les savoirs au-delà des frontières. Mais pour cela, il faut investir. Soutenir les initiatives locales. Encourager l'innovation. Permettre aux jeunes professionnels d'inventer leurs propres outils, adaptés à leur réalité. Ces « héros oubliés » **méritent mieux que des remerciements après la tempête. Ils méritent une politique de santé fondée sur eux.**

CHAPITRE 5

Investir pour mieux protéger

L'un des principaux obstacles à la préparation et à la gestion des épidémies est le financement insuffisant. Les systèmes de santé, en particulier dans les pays à faible revenu, souffrent de sous-financement chronique qui limite leur capacité à réagir rapidement aux crises. Il est essentiel d'allouer des fonds pour la prévention, incluant la surveillance, la recherche, et la formation des personnels. Une répartition équilibrée des ressources entre la préparation et la réponse aux crises doit devenir une priorité.

Pour garantir des systèmes de santé résilients, il faut mobiliser des fonds à travers des mécanismes innovants tels que des fonds de réserve pour les urgences sanitaires, des assurances contre les pandémies et des partenariats entre les secteurs public et privé. En outre, la création de mécanismes de financement international, comme le Fonds mondial de lutte contre les pandémies, peut contribuer à la mobilisation rapide de ressources en cas de crise. C'est en cela que le nouveau traité de *Pandemic fund*[12] est à saluer, même si des questions sur son fonctionnement persistent encore.

Les crises sanitaires récentes, comme la pandémie de COVID-19, ont montré que les réponses les plus efficaces proviennent souvent d'une collaboration entre les

---

[12] https://www.thepandemicfund.org

gouvernements, les institutions régionales, les ONG et le secteur privé. Certains mécanismes proposés par l'OMS ont montré leurs limites. Les vaccins de l'initiative COVAX sont arrivés tardivement dans bien des pays. Ces partenariats permettent d'accélérer la production et la distribution de vaccins, d'améliorer les chaînes d'approvisionnement et d'optimiser la distribution des ressources. Encourager ces collaborations permet de mutualiser les efforts et d'éviter les duplications inutiles. Cette pandémie nous a aussi enseigné que l'Afrique doit investir dans la production des produits de santé (médicaments, vaccins, consommables, réactifs). L'initiative de l'Union africaine de créer une agence du médicament, d'encourager la mise en place des hubs de production de vaccins est à soutenir. Elle doit cependant accompagner les États à se doter d'organismes de régulation, à mettre en place des procédures de contrôle et de certification. La Guinée aurait pu jouer un rôle majeur dans cette réorganisation si elle n'avait pas remis dans le sac les usines de production de médicaments qu'elle avait sous la Première République. Le pays ne devrait-il pas mettre en place des unités de production de produits de forte consommation, dont les solutés, les solutions hydro alcooliques, les milieux de culture pour les laboratoires de bactériologie ?

Trop souvent, les efforts de financement et de mobilisation de ressources diminuent une fois la crise passée. Il est pourtant important de maintenir ces efforts pour renforcer durablement les systèmes de santé. Cela inclut la mise en place d'une gouvernance financière solide, d'instruments financiers durables, et d'engagements politiques à long terme pour prévenir les futures épidémies.

On dit souvent que la santé n'a pas de prix. Mais dans la réalité, elle a un coût.

Un coût pour former un médecin.

Un coût pour équiper un laboratoire.

Un coût pour transporter un échantillon, construire un centre de traitement, acheter des gants, des masques, des médicaments…

Et dans les moments critiques, ce n'est pas le manque de volonté qui freine l'action.

C'est souvent le manque de ressources. Nous devons intégrer que la prévention ne doit pas attendre un budget et agir avant que l'épidémie n'éclate.

Une épidémie ne doit pas nous surprendre, car il y a toujours un signal. Une alerte. Un soupçon. Il suffit d'écouter les chercheurs.

Mais trop souvent, on ne fait rien. Pourquoi ? Parce que les moyens ne suivent pas.

Pas d'argent pour aller vérifier le signal sur le terrain.

Pas de tests disponibles pour confirmer un cas suspect.

Pas de carburant pour déplacer les équipes.

Pas de budget pour sensibiliser les communautés.

Et pendant ce temps… le pathogène avance.

Mais aussi parce que le politique et sa logique du spectacle ne font pas toujours bon ménage avec le discours scientifique et la réalité crue qu'il décrit.

Quand la crise éclate, les fonds affluent. Les donateurs s'activent. Les conférences se multiplient. Mais dès que le calme revient, les caisses se referment.

On finance mieux les cercueils que les solutions. On débloque des millions pour éteindre l'incendie, mais si peu pour éviter qu'il ne prenne.

C'est une réalité à ne pas ignorer, malheureusement, les bailleurs réagissent à la peur de la contagion. C'est pourquoi il faut dépasser la logique de la peur qui conduit à une réaction rapide, mais de courte durée pour défendre une vision globale et de long terme.

C'est un cycle pervers qu'il faut briser. Investir avant la crise, c'est moins coûteux. Plus efficace. Plus humain. Cela veut dire renforcer les systèmes de santé, soutenir la recherche, former les équipes, bâtir la confiance avec les populations.

Nous devons financer l'intelligence locale, valoriser l'émergence d'un capital humain autochtone, car bien souvent l'argent arrive de loin. Des bailleurs. Des agences. Des partenaires. Des humanitaires (lorsqu'ils viennent, c'est déjà trop tard, car ils viennent éteindre un feu qu'on a laissé grandir de manière impassible). Malgré cette réalité, et lorsque l'argent arrive enfin, il se présente avec ses priorités, ses délais, ses procédures. Il vient parfois avec des objectifs qui ne sont pas les nôtres. Pendant la COVID-19, des vaccins contre la rougeole, des stocks de vitamine A ont attendu que les vaccins donnés par les partenaires soient administrés pour ne pas qu'ils périment. Pendant ce temps, la rougeole a continué de se propager et les enfants n'ont pas reçu la supplémentation en vitamine A. Nous devons changer de logique en plaçant les ressources au plus proche de ceux qui agissent. Nous ne devons pas continuer de confier notre santé à Ouagadougou, à Brazzaville, à Genève ou à New York. Les institutions internationales doivent être en appui et pas pour supporter les fondamentaux de notre système de santé. Le Rwanda et l'Ouganda ont récemment montré la voie en organisant la riposte aux dernières épidémies de fièvre hémorragique survenues sur leur territoire.

Face à ces défis, il faut créer de nouveaux mécanismes, car les défis sanitaires changent et les financements aussi doivent évoluer. Il faut mettre en place des fonds d'urgence flexibles, utilisables dès les premières alertes. Des fonds nationaux. Des ressources qui peuvent être assimilées à une forme d'assurance santé-pays, qui s'active automatiquement dès qu'un seuil est franchi, Des modèles existent avec la Banque mondiale, il suffit de les adapter.

Promouvoir des partenariats public-privé, pour mutualiser les moyens, accélérer les innovations.

Des fonds souverains pour la santé, gérés localement, pensés pour l'autonomie, car l'idée n'est pas seulement de recevoir. C'est aussi de construire une capacité financière locale durable tout en restant ouvert à l'aide internationale. Parce que sans financement intelligent, la santé restera une promesse fragile. **Et parce que chaque franc, chaque euro, chaque dollar placé dans la préparation, c'est une vie épargnée demain, c'est un investissement pour l'économie du pays.**

CHAPITRE 6

S'unir pour prévenir

Quand un pathogène surgit, il ne demande pas la permission. Il ne frappe pas à la porte du ministère de la Santé. Il passe par la forêt, par les marchés, par les foyers, par les taxis, par les motos. Il traverse les frontières sans visa, les espèces sans préjugés.

Alors, pourquoi le combattre seul ? Travailler ensemble n'est plus une option.

Il fut un temps où l'on croyait que les épidémies étaient l'affaire des médecins.

Où les vétérinaires travaillaient de leur côté. Les écologues également. Et quant aux anthropologues… on ne savait même pas à quoi ils servaient.

Mais chaque crise récente (Ebola, COVID-19, Mpox) nous l'a prouvé : aucun secteur ne peut gérer une crise sanitaire seul. Car une épidémie, c'est aussi :

Une croyance qui empêche la vaccination.

Une rivière polluée qui devient un foyer infectieux.

Un animal malade qu'on vend sans le savoir.

Un quartier où l'information n'arrive jamais.

C'est un puzzle complexe. Et pour le résoudre, il faut toutes les pièces.

L'approche *One Health* **(une seule santé)** est une idée simple, une révolution silencieuse et **ce n'est pas un slogan.** C'est surtout une manière de penser, d'agir, de décider ensemble. C'est une vision holistique de la santé, qui prend en compte les interactions entre la santé humaine, animale et environnementale. Les épidémies émergentes, souvent d'origine zoonotique, comme la grippe aviaire ou la COVID-19, sont des exemples frappants de l'importance de cette approche. La dégradation des écosystèmes et la proximité accrue entre humains et animaux favorisent l'émergence de nouvelles maladies. Pour prévenir et atténuer ces risques, la collaboration entre les disciplines est indispensable.

C'est dire qu'il n'y a pas la santé humaine d'un côté, et la santé animale ou environnementale de l'autre. Il n'y a qu'un seul système. Un seul souffle. Un seul équilibre.

Et quand l'un vacille, tout le reste tremble.

Mettre en œuvre l'approche *One Health*, c'est organiser des réunions où un épidémiologiste écoute un vétérinaire.

C'est impliquer un chef de village dans un plan de surveillance.

C'est intégrer un écologue dans une mission de terrain.

C'est faire tomber les murs entre les disciplines, et bâtir des ponts.

Des exemples qui parlent :

En République de Guinée, lorsque l'épidémie de la maladie à virus Ebola a explosé, la riposte n'a fonctionné que lorsqu'on a mêlé les voix :

Les soignants pour le diagnostic.

Les communicateurs pour la confiance.

Les autorités locales pour l'adhésion.

Les chercheurs pour comprendre.

Les logisticiens pour agir.

La réponse à l'épidémie d'Ebola en Guinée est un excellent exemple de collaboration réussie. Le gouvernement guinéen, avec l'appui de l'OMS, de Médecins Sans Frontières et d'autres partenaires, a pu contrôler l'épidémie en adoptant des pratiques de coordination interdisciplinaire. Le partage d'informations en temps réel et la mise en place de protocoles de gestion des crises ont permis d'améliorer les résultats sanitaires et de contenir la propagation de l'épidémie.

Le Centre de Recherche et de Formation en Infectiologie de Guinée (CERFIG), créé durant la période post-Ebola pour apporter une réponse sur la durée aux différentes crises sanitaires, incarne cette vision. En associant les biologistes, les épidémiologistes, les cliniciens, les anthropologues, les vétérinaires, il a prouvé que la collaboration interdisciplinaire n'est pas un luxe, mais une nécessité. À travers ses activités et projets de recherche, le **CERFIG** promeut la préparation à plusieurs pour répondre en réseau, pour que la collaboration ne soit pas une improvisation, qu'elle soit organisée, formalisée, pratiquée.

Cela veut dire :

Promouvoir des plateformes multi sectorielles permanentes et opérationnelles.

Établir des plans d'action communs.

Faire des simulations ensemble, pas chacun de son côté.

Partager les données, les alertes, les ressources.

Car une crise partagée sans coordination devient une crise aggravée.

CHAPITRE 7

Quand l'animal tombe malade, l'humain doit écouter

Tout commence parfois par un silence. Un oiseau qui ne chante plus. Un troupeau qui maigrit. Un animal trouvé mort. Et puis, un enfant avec de la fièvre. Un village qui s'inquiète. Un hôpital qui s'alerte.

Bienvenue dans le monde des zoonoses : ces maladies qui naissent chez l'animal, mais qui trouvent un chemin jusqu'à l'humain.

Aujourd'hui, on sait qu'environ 7 maladies infectieuses sur 10 chez l'homme viennent des animaux. Et ce chiffre ne cesse d'augmenter. Ces maladies, transmises des animaux aux humains, ont souvent des conséquences graves sur la santé publique mondiale. Des épidémies comme le SARS, la grippe aviaire, la grippe porcine, le charbon bactéridien, la fièvre hémorragique Congo Crimée, le Lassa, la fièvre jaune et la COVID-19 ont démontré la menace que posent les zoonoses, avec des impacts dévastateurs sur la santé humaine et les économies mondiales.

Pourquoi ? Parce que nous avons changé nos façons de vivre, d'exploiter, de consommer. Nous avons réduit les forêts, rapproché les villes des zones sauvages, mélangé les espèces dans les marchés. Nous voulons de nouvelles routes, de nouvelles voies ferrées. Nos capitales sont saturées et nous voulons créer de nouvelles villes. Nous avons brisé des équilibres anciens.

Et dans ces failles, les pathogènes circulent.

Quand on parle de zoonoses, il ne suffit pas de soigner les humains.

Il faut comprendre ce qui se passe chez les animaux, dans les écosystèmes, dans les comportements humains. Il faut adopter une méthode de gestion proactive des maladies zoonotiques pour éviter des crises futures. **C'est là que *One Health* devient essentiel.**

C'est une approche qui relie les points avant qu'il ne soit trop tard :

Elle surveille les réservoirs animaux.

Elle observe les habitats naturels.

Elle analyse les pratiques agricoles, les marchés, les déplacements.

Elle met autour de la même table vétérinaires, médecins, écologues, sociologues, autorités locales. Et ensemble, ils cherchent les signaux faibles. Ils anticipent. Ils préviennent.

En République de Guinée, le terrain parle.

Dans notre pays, les interactions entre humains, faune sauvage et animaux domestiques sont nombreuses et se multiplient. La chasse, les marchés d'animaux vivants, l'élevage en zone rurale… tout cela crée un terreau fertile pour les zoonoses. L'épidémie de la maladie à virus Ebola en 2014 nous l'a rappelé de manière brutale. Mais elle nous a aussi montré que, lorsque la surveillance animale est négligée, c'est l'humain qui paie le prix. Depuis, des efforts importants ont été menés. Des collaborations ont vu le jour. Des centres comme le CERFIG, l'INSP ont renforcé leurs activités de détection.

Mais le travail est loin d'être terminé. En témoigne la gestion des zoonoses pendant la pandémie de COVID-19. Le pays, ayant déjà fait face à Ebola, a su tirer parti des enseignements de cette épidémie pour améliorer la surveillance des maladies zoonotiques. Mais le résultat reste fragile. Il est à consolider. La création d'unités spéciales pour l'alerte précoce, la détection des cas potentiels et la coopération avec les autorités vétérinaires ont renforcé la capacité de réponse rapide du pays face aux menaces émergentes. Le fonctionnement de ces équipes reste encore principalement adossé à la bienveillance des partenaires. L'insuffisance des ressources humaines dans le domaine de l'environnement et de la médecine vétérinaire constitue le maillon faible de ce système. Le recrutement récent de nombreux jeunes au compte de ces deux secteurs est un départ important. Ces efforts doivent se poursuivre et les nouvelles recrues doivent être formées.

Nous devons à présent œuvrer pour la mise en place de systèmes de surveillance des zoonoses permettant de détecter les épidémies à leurs débuts. Le partage rapide de données entre pays, soutenu par des initiatives internationales comme le Programme de Surveillance de la Santé Animale (*World Animal Health Information System*), permet une réponse coordonnée et rapide. Cela réduit le risque de voir des zoonoses locales devenir des pandémies mondiales.

En matière de zoonoses, l'idéal est qu'il ne se passe rien. Pas de flambée. Pas d'hospitalisation. Pas de décès.

Et pour cela, il faut :

Mieux surveiller les populations animales, surtout les espèces à risque (chauves-souris, primates, rongeurs…).

Éduquer les communautés à éviter certaines pratiques dangereuses.

Améliorer l'hygiène dans les marchés, les élevages, les abattoirs.

Impliquer les leaders communautaires dans la prévention.

Avoir la science comme alliée, car la recherche joue un rôle central dans la compréhension des zoonoses en identifiant les virus avant qu'ils ne mutent, en développant des vaccins et outils diagnostiques adaptés aux contextes locaux, mais également en facilitant le suivi de l'évolution environnementale qui favorise les émergences. Cette recherche doit partir d'Afrique, être menée en Afrique, et bénéficier directement à l'Afrique.

CHAPITRE 8

Chercher avant la tempête

On ne prépare pas une guerre quand elle a déjà commencé.

Et pourtant, face aux épidémies, nous passons encore trop de temps à réagir, et trop peu à prévoir. Il faut savoir que ce que nous ferons aujourd'hui en matière de recherche et d'innovation sur les épidémies déterminera comment nous y répondrons demain.

La recherche scientifique en dehors des périodes de crise permet de développer des stratégies de prévention et des traitements innovants. Elle joue un rôle clé dans l'identification précoce des menaces émergentes. En tant qu'experts, nous devons encourager la recherche axée sur la prévention, plutôt que de réagir uniquement en période de crise. Le soutien à la recherche appliquée, dans des domaines comme la génomique des pathogènes ou la virologie, épidémiologie, anthropologie, modélisation mathématique pour les prédictions, l'intelligence artificielle permet d'anticiper les risques et de développer des solutions adaptées.

À ce titre, la recherche devrait être notre bouclier. L'innovation, notre lampe torche dans l'obscurité de l'inconnu et la science, notre meilleur réflexe. Mais trop souvent, ces outils sont appelés trop tard ou sont mal utilisés. Comment ne pas se rappeler des incompréhensions entre les chercheurs et les acteurs de la riposte pendant la grosse crise d'Ebola survenue en Guinée ? On aurait cru que c'était le début de la recherche médicale dans notre pays, tant les chercheurs étaient incompris. La pression pour l'accès aux données individuelles des participants à la recherche, l'accès à l'identité des patients. Mais de cette incompréhension sont sortis des résultats qui ont eu un écho mondial et qui ont changé le paradigme dans la compréhension de la maladie à virus Ebola.

Notre travail devrait être axé sur le renforcement des capacités locales pour développer des outils diagnostiques et des thérapies sur le continent africain. Cela permet une réponse rapide et adaptée aux réalités locales, sans dépendre entièrement des approvisionnements extérieurs. La recherche en Afrique doit être soutenue par des investissements dans les infrastructures de laboratoire et l'accès aux technologies de pointe, ce qui renforcera la souveraineté sanitaire du continent.

L'innovation doit être stimulée à tous les niveaux, tant au niveau local qu'international. En Afrique, les start-ups et les instituts de recherche locaux jouent un grand rôle dans le développement de solutions adaptées à leur contexte. La collaboration avec des partenaires internationaux facilite l'échange de connaissances et d'expertise, tout en favorisant le transfert de technologies et l'accès aux financements.

Paradoxalement, c'est lorsqu'un pathogène émerge que les scientifiques deviennent les visages visibles de l'espoir. C'est en ce moment qu'ils cherchent le nom de l'ennemi. Ils inventent les tests, les traitements, les vaccins.

Mais leur travail ne doit pas commencer avec la crise, il devrait commencer bien avant. Nous devons impérativement investir dans la recherche hors des temps de crise pour éviter que l'Afrique ne devienne qu'un champ d'observation pour la recherche venue d'ailleurs. Notre continent regorge de talents, d'idées et demeure un terreau de savoirs.

Et pourtant, combien de laboratoires manquent d'équipements ?

Combien de chercheurs doivent s'exiler pour pouvoir publier, expérimenter, être entendus ? Combien d'innovations locales restent invisibles, faute de soutien ?

Si nous voulons des solutions efficaces pour notre contexte, nous devons donner les moyens à nos chercheurs d'en être les architectes.

Nous avons besoin d'innovations utiles, pas toujours high-tech, car innover, ce n'est pas forcément inventer une machine sophistiquée. C'est parfois créer un système de surveillance mobile avec un simple téléphone. C'est adapter un test de diagnostic au climat local. C'est concevoir un protocole de soins simple pour les zones reculées.

C'est penser utile, accessible, durable. Cela passe aussi par l'écoute des communautés, qui portent souvent des réponses empiriques et des intuitions précieuses.

Nous devons à ce titre rapprocher la science des communautés et des politiques. Car bien trop souvent, la science parle dans un langage que personne n'écoute.

Les découvertes dorment dans les rapports. Les recommandations se perdent dans les tiroirs.

Pourtant, une recherche qui n'alimente pas les décisions n'a pas rempli sa mission. Il est donc essentiel de créer des ponts solides entre chercheurs, communautés et décideurs par la création de conseils scientifiques auprès des ministères, la promotion d'une veille stratégique permanente, le partage des données en temps réel et maintenir un dialogue constant entre laboratoires et acteurs de terrain.

CHAPITRE 9

Épidémies et santé publique

Les épidémies sont des révélatrices. Elles lèvent le voile sur ce qu'on ne voulait pas voir : les failles, les lenteurs, les manques… mais aussi la force de ceux qui se tiennent debout dans la tempête. Comme pour dire que la forme, c'est le fond qui remonte à la surface. Elles ne viennent pas seulement pour tuer, elles désorganisent. Elles épuisent. Elles font dérailler tout un système de santé déjà fragile. L'hôpital qui déborde, le malade qui attend. Quand l'épidémie explose, tout bascule.

Les files d'attente s'allongent. Les lits manquent. Les soignants s'effondrent.

Et les malades qui n'ont rien à voir avec l'épidémie : les femmes enceintes, les diabétiques, les enfants fébriles n'ont plus de place.

Les soins de routine sont suspendus. Les campagnes de vaccination sont reportées.

Les interventions chirurgicales sont annulées. Le système ne suit plus.

Et derrière chaque report, il y a une vie en danger. Une crise de paludisme non traitée. Une complication de grossesse. Une infection banale qui tourne mal.

Les épidémies exercent une pression intense sur les professionnels de santé, souvent exposés à des conditions de travail stressantes, à la fatigue et à des risques d'infection. Les effets psychologiques à long terme, tels que le syndrome de stress post-traumatique (SSPT), l'épuisement professionnel et la dépression, sont courants parmi les travailleurs en première ligne des crises épidémiques.

On les a vus à l'œuvre pendant Ebola, pendant la COVID-19.

Ils ont fait face, souvent sans moyens, parfois sans reconnaissance.

Et une fois la crise passée, beaucoup d'entre eux n'en sont jamais vraiment revenus.

Le traumatisme reste. La peur aussi. Certains ont tout donné. D'autres ont tout perdu.

Sans soutien psychologique, sans repos, sans valorisation, le capital humain s'épuise.

Et un système de santé sans soignants motivés, formés et protégés, n'est qu'une façade.

Dans une épidémie, ce ne sont pas seulement les hôpitaux qui souffrent.

C'est toute la chaîne logistique : médicaments, gants, tests, seringues, carburant…

Les ruptures s'enchaînent. Les commandes arrivent tard. Le matériel est mal réparti.

Et quand un centre de santé n'a plus ce qu'il faut, ce sont les patients ou même les soignants qui paient.

Les chaînes d'approvisionnement doivent être pensées pour la crise. Elles doivent être flexibles, robustes, décentralisées. Elles doivent pouvoir répondre vite, partout, avec ce qu'il faut.

Les épidémies ont des répercussions économiques majeures, affectant directement la croissance économique, les moyens de subsistance et la stabilité financière des pays touchés. Le coût des soins de santé augmente, les pertes de productivité liées à la morbidité et à la mortalité sont substantielles, et les secteurs du commerce, du tourisme et des services subissent souvent des ralentissements économiques significatifs. Les épidémies creusent également les inégalités économiques, car les populations les plus vulnérables et les plus pauvres sont souvent les plus durement touchées, incapables de faire face aux chocs financiers. Pendant une épidémie, les plus vulnérables deviennent les plus invisibles.

Les zones rurales sont oubliées. Les femmes accouchent sans soins. Les enfants meurent à domicile. Les plus pauvres paient pour des soins qui devraient être gratuits.

Cependant, il est important de noter que les épidémies ne créent pas les inégalités.

Elles les amplifient et nous rappellent que la santé est un droit, pas un privilège. Les épidémies mettent en lumière les lacunes des systèmes de santé, telles que la pénurie de personnel, les infrastructures inadéquates et la mauvaise coordination entre les acteurs. Elles révèlent également l'insuffisance des investissements dans les systèmes de santé primaires et la fragilité des chaînes d'approvisionnement. Plutôt que de réparer après chaque crise, et si on construisait un système qui encaisse sans s'effondrer ?

CHAPITRE 10

Gérer les inégalités pour une santé vraiment mondiale

Il y a deux mondes dans la santé globale. Celui qui produit les vaccins et celui qui les attend. Celui qui dicte les priorités et celui qui les subit. Celui qui collecte les données et celui qui les incarne.

Et entre les deux, un grand fossé subsiste.

Les épidémies ne connaissent pas les passeports. Mais les réponses, elles, sont souvent dictées par les logiques d'un monde inégal. Nous devons littéralement sortir des slogans et promouvoir une véritable décolonisation de la recherche.

Pendant des décennies, les pays du sud ont été considérés comme des terrains d'étude. On y a testé, observé, extrait, mais rarement partagé le pouvoir de décider.

Décoloniser la recherche, c'est redonner la main à ceux qui vivent les crises.

C'est laisser les chercheurs africains formuler les questions, concevoir les protocoles, interpréter les données, publiées en leur nom. C'est aussi faire confiance aux savoirs locaux, à l'intelligence des communautés, aux approches qui ne rentrent pas toujours dans les cases de la science occidentale.

La production de connaissances doit être financée autrement, les opportunités mieux partagées. L'argent de la santé mondiale circule, mais rarement jusqu'à ceux qui en ont le plus besoin. Les financements restent concentrés dans les grandes agences, les grandes universités, les grandes capitales. Pourtant, les idées naissent aussi dans les hôpitaux de brousse, les centres de santé communautaires, les laboratoires modestes des universités africaines.

Il est peut-être arrivé le temps de financer la périphérie. De soutenir l'autonomie.

De créer des fonds gérés localement, orientés vers les priorités locales, avec des critères pensés pour les réalités du terrain.

La coopération, oui. Mais sur un pied d'égalité, car travailler ensemble, ce n'est pas imposer. C'est écouter, reconnaître, équilibrer.

Une vraie coopération scientifique, c'est :

Des responsabilités partagées ;

Des publications co-signées ;

Des résultats diffusés dans les deux sens ;

Des décisions prises ensemble.

Car personne ne détient à lui seul la vérité.

Et surtout, personne ne devrait décider seul pour les autres.

Un agenda de recherche non imposé nourrit des expertises locales.

C'est reconnaître les expertises locales, qu'il s'agisse de la voix des spécialistes ou celle des populations. C'est donc cesser de vivre la tyrannie des projets qui s'imposent parce qu'ils sont financés quand d'autres besoins légitimes ne sont pas adressés…

L'Afrique, de son côté, doit se décider à être actrice et non spectatrice. Le continent africain a trop souvent été associé à l'image de la vulnérabilité.

Mais il est aussi le lieu d'expériences, de solutions, d'innovations sociales, technologiques et communautaires.

Le futur de la santé mondiale passe par l'Afrique.

À condition que celle-ci puisse développer ses propres outils de diagnostic, concevoir ses propres vaccins, produire ses médicaments, former ses chercheurs et retenir ses talents. Ce n'est pas une ambition démesurée, c'est une question de dignité.

Un monde où les réponses seraient aussi diverses que les visages qui les portent.

Un monde où les voix africaines compteraient, non pas seulement en période de crise.

Mais dans toutes les décisions, à toutes les étapes, tout le temps.

Conclusion

Chaque épidémie est une épreuve. Mais chaque épidémie est aussi un professeur exigeant pour celui qui souhaite s'améliorer. Elle nous secoue, nous interroge, nous bouscule. Elle nous enseigne qu'aucun système n'est invincible. Que la santé ne va jamais de soi. Et qu'il ne suffit pas d'attendre l'aide des autres quand tout vacille.

Mais elle nous montre aussi ce dont nous sommes capables : des élans de courage, des innovations locales, des solidarités improbables, une science qui avance à pas de géant, une société qui s'adapte, une jeunesse qui comprend vite. Aujourd'hui, nous avons les outils. Nous avons les expériences.

Nous avons des blessures et nous avons des leçons.

Il ne tient qu'à nous de :

Préparer au lieu d'improviser ;

Collaborer au lieu de cloisonner ;

Valoriser nos ressources humaines ;

Financer notre souveraineté sanitaire et notre capacité d'agir ;

Produire nos solutions.

Cet essai n'est pas une plainte. C'est un appel.

À ceux qui décident. À ceux qui soignent. À ceux qui forment. À ceux qui cherchent. À ceux qui vivent dans les zones oubliées. À ceux qui, chaque jour, tiennent debout malgré tout.

Nous ne pourrons pas empêcher toutes les crises sanitaires.

Mais nous pouvons, ensemble, en réduire l'impact.

Et surtout, nous pouvons sortir de chaque épreuve un peu plus unis, un peu plus lucides, un peu plus forts.

ANNEXES

Comparaison du Financement de la Santé en Guinée et autre pays (2024)

Dépenses de santé par habitant (USD)

Sources : Our World in Data[13], GTAI – Plan d'action annuel en faveur de la République de Guinée pour 2024[14]

Pays ou région	Dépenses totales de santé par habitant (USD)
États-Unis	10 310 $
France	6 531 $
Afrique du Sud	352 $
Guinée	**47 $**
Kenya	78 $
Nigeria	59 $
Rwanda	70 $
Tanzanie	61 $
Moyenne Afrique subsaharienne	61 $

[13] https://ourworldindata.org/grapher/annual-healthcare-expenditure-per-capita

[14] https://www.gtai.de/resource/blob/1810196/62da95db0d7b63a939f67c78612072dd/PRO202408091810186 - Annex 1.PDF

Dépenses de santé en pourcentage du PIB

Sources : Banque mondiale[15], Groupe Thématique Financement de la Santé – Guinée[16]

Pays ou région	Dépenses de santé (% du PIB)
États-Unis	17,8 %
France	11,3 %
Guinée	**4,27 %**
Afrique subsaharienne	5,2 %

Dépenses publiques de santé par habitant

Sources : Banque mondiale[17], Note sectorielle santé – Guinée[18]

Pays ou région	Dépenses publiques de santé par habitant (USD)
États-Unis	5 365 $
France	4 415 $
Guinée	**26 $**
Kenya	38 $
Nigeria	15 $
Tanzanie	12 $

Analyse comparative

- **Guinée :** avec des dépenses totales de santé par habitant estimées à 47 $ et des dépenses publiques de 26 $ par habitant, la Guinée se situe en dessous de la moyenne de l'Afrique subsaharienne. Les dépenses de santé représentent 4,27 % du PIB guinéen, ce qui est inférieur à la moyenne régionale de 5,2 %.
- **Pays à revenu élevé :** les États-Unis et la France affichent des dépenses de santé par habitant

[15] https://data.worldbank.org/indicator/SH.XPD.CHEX.GD.ZS?locations=ZG
[16] https://p4h.world/app/uploads/2024/06/GROUPE-FINANCEMENT-DE-LA-SANTE_VERSION-DU-25-08-2021-1.x23411.pdf
[17] https://data.worldbank.org/indicator/SH.XPD.GHED.PC.CD?locations=ZG
[18] https://www.invest.gov.gn/document/note-sectorielle-sante

nettement supérieures, reflétant des systèmes de santé bien financés et une couverture étendue.

- **Afrique subsaharienne :** les dépenses de santé par habitant restent faibles, avec une moyenne de 61 $, indiquant des ressources limitées pour les services de santé et une dépendance accrue aux financements externes.
- **Dépenses publiques :** la part des dépenses publiques dans le financement de la santé est significativement plus élevée dans les pays développés, tandis que de nombreux pays africains dépendent davantage des dépenses privées et de l'aide internationale.

Sources principales

- Our World in Data – Dépenses de santé par habitant : https://ourworldindata.org/grapher/annual-healthcare-expenditure-per-capita
- Banque mondiale – Indicateurs de santé : https://data.worldbank.org/indicator/SH.XPD.CHEX.GD.ZS?locations=ZG
- GTAI – Plan d'action annuel Guinée 2024 : https://www.gtai.de/resource/blob/1810196/62da95db0d7b63a939f67c78612072dd/PRO2024080918101 86%20-%20Annex%201.PDF
- Groupe Thématique Financement de la Santé - Guinée : https://p4h.world/app/uploads/2024/06/GROUPE-FINANCEMENT-DE-LA-SANTE_VERSION-DU-25-08-2021-1.x23411.pdf
- Note sectorielle santé – Guinée : https://www.invest.gov.gn/document/note-sectorielle-sante

Statistiques clés sur les épidémies en Guinée et dans le monde (2000-2024)

Tableau 1. Épidémies en Guinée (2000-2024)

OMS – https://www.who.int/csr/disease/ebola/en/

Année(s)	Maladie	Cas confirmés	Décès
2014–2016	Ebola (Afrique de l'Ouest)	~3 814	~2 544
2020–2022	COVID-19	37 950	455
2021	Virus de Marburg	1	1
2021	Résurgence Ebola	23	12

Tableau 2. Épidémies mondiales majeures (2000-2024)

https://en.wikipedia.org/wiki/Severe_acute_respiratory_syndrome
https://en.wikipedia.org/wiki/2009_swine_flu_pandemic
https://www.who.int/csr/disease/ebola/en/
https://covid19.who.int/
https://en.wikipedia.org/wiki/2022–2023_mpox_outbreak
https://apnews.com/article/840dbec753bef775aa043da3948b1f45
https://www.who.int/news-room/fact-sheets/detail/cholera

Année(s)	Maladie	Cas estimés	Décès estimés
2002–2004	SRAS (SARS-CoV-1)	8 098	774
2009–2010	Grippe A (H1N1)	700 M – 1,4 Md	151 700 – 575 400
2013–2016	Ebola (Afrique de l'Ouest)	28 616	11 325
2019–2023	COVID-19	678,1 M+	6,7 M+
2022–2023	Mpox (variole simienne)	86 494	280
2023	Rougeole	10,3 M	107 500
2022–2024	Choléra	Données variables	3 000+

Tableau 3. Évolution des maladies transmissibles dans la mortalité mondiale

https://iris.who.int/bitstream/handle/10665/376869/9789240094703-eng.pdf

Année	Part maladies transmissibles	Part maladies non transmissibles
2000	32,2 %	59,5 %
2019	18,2 %	73,9 %

Glossaire accessible

Approche *One Health* :

Stratégie qui considère que la santé humaine, la santé animale et la santé de l'environnement sont liées. Elle encourage la collaboration entre médecins, vétérinaires, écologues, et autres spécialistes pour prévenir les épidémies.

Épidémie :

Propagation rapide d'une maladie infectieuse dans une population donnée, sur une période limitée (ex. : Ebola, COVID-19).

Zoonose :

Maladie transmissible de l'animal à l'humain (ex. : rage, grippe aviaire, Ebola).

Surveillance épidémiologique :

Suivi régulier et organisé des maladies pour détecter rapidement une flambée ou une anomalie sanitaire.

Résilience :

Capacité d'un individu, d'un système ou d'un pays à résister, s'adapter et se remettre d'une crise ou d'un choc (épidémie, catastrophe, etc.).

Riposte sanitaire :

Ensemble des actions menées pour faire face à une crise de santé publique : mobilisation, traitement, isolement, prévention, communication.

Chaîne de transmission :

Enchaînement des étapes par lesquelles un agent pathogène passe d'un hôte à un autre.

Agent pathogène :

Micro-organisme (virus, bactérie, parasite…) responsable d'une maladie.

Préparation aux épidémies :

Mesures prises avant une crise sanitaire pour anticiper, prévenir et mieux réagir (formations, plans, stocks, exercices).

Système de santé :

Ensemble des structures (hôpitaux, centres de santé, laboratoires), des personnes (médecins, infirmiers, agents communautaires) et des moyens utilisés pour garantir la santé de la population.

Diagnostic :

Identification d'une maladie à partir de symptômes, d'examens ou de tests biologiques.

Vaccination :

Méthode de prévention qui consiste à introduire un vaccin dans l'organisme pour le protéger contre une maladie.

Transmission interhumaine :

Contamination d'un humain à un autre par contact, air, fluides, etc.

Recherche appliquée :

Recherche scientifique visant à répondre à un besoin concret, comme le développement de tests ou de traitements pour une maladie.

Système d'alerte précoce :
Mécanisme permettant de détecter rapidement les premiers signaux d'un risque sanitaire.

Capacité locale :
Ensemble des ressources humaines, matérielles et organisationnelles d'un pays pour agir par lui-même, sans dépendre exclusivement de l'extérieur.

BIBLIOGRAPHIE ET RESSOURCES COMPLÉMENTAIRES

Baize, S. *et al.* (2014), « Emergence of Zaire Ebola Virus Disease in Guinea — Preliminary Report », *New England Journal of Medicine*, 371:1418–1425.

Keita, A. K. *et al.* (2021), « Resurgence of Ebola Virus in 2021 in Guinea: Lessons from the 2014–2016 West Africa Outbreak », *The Lancet Infectious Diseases*.

Kolie, D., Camara, B. S., van Griensven, J., Giesen, J., Beavogui, A. H., & Camara, A. (2017), « The impact of Ebola virus disease on health-care provision in Guinea », *The Lancet*, 389(S4), S11-S12.

Ritchie, A., & Stimson, G. V. (2018), « The long-term impacts of the Ebola epidemic on health systems in West Africa: the case of Guinea », *Health Policy and Planning*, 33(1), 23-33.

Ayouba, A., Mbala-Kingeben, P., Keita, A. K., *et al.* (2019), « New technologies for controlling emerging infectious diseases in Guinea and the DRC », *Médecine et Santé Tropicales*, 29(4), 362–365.

Hounmenou, C. G., Le Marcis, F., Kaba, D., *et al.* (2024), « Ebola virus circulation in a non-epidemic Guinean rural area: A mixed-method approach to assessing endemicity », *IJID*, 146.

Keita, A. K., Mbaye, A., Soumah, A. K., *et al.* (2024), « Use of strips of rapid diagnostic tests as a source of RNA for genomic surveillance of viruses: an example of SARS-CoV-2 », *Virology Journal*, 21(1).

Maltais, S., Bangoura, S. T., Nzau Paku, R., *et al.* (2022), « Analyse comparative des initiatives *One Health* en

Guinée et en RDC », *International Health Trends and Perspectives*.

Organisation Mondiale de la Santé (OMS) (2016), « Guinea Health System Recovery Plan 2015–2017 : Post-Ebola Strategy ».

Centre de Recherche et de Formation en Infectiologie de Guinée (CERFIG) (2020), « Bilan des capacités de surveillance épidémiologique et de riposte en Guinée après Ebola ».

USAID, UNICEF, Fonds Mondial, CEPI : rapports de missions sur la préparation aux urgences sanitaires.

FAO, OIE, OMS. (2019), « Tripartite Guide to Addressing Zoonotic Diseases in Countries ».

Nicolle, C. (1933). *Destin des maladies infectieuses*.

Morens, D. M., Folkers, G. K., Fauci, A. S. (2004), « The challenge of emerging and re-emerging infectious diseases », *Nature*.

Jones, K. E., Patel, N. G., *et al*. (2008), « Global trends in emerging infectious diseases », *Nature*, 451(7181), 990–993.

Hotez, P. J. (2020), *Preventing the Next Pandemic: Vaccine Diplomacy in a Time of Anti-Science*, Johns Hopkins University Press.

Structures éditoriales du groupe L'Harmattan

L'Harmattan Italie
Via degli Artisti, 15
10124 Torino
harmattan.italia@gmail.com

L'Harmattan Hongrie
Kossuth l. u. 14-16.
1053 Budapest
harmattan@harmattan.hu

L'Harmattan Sénégal
10 VDN SICAP AMITIE 3
BP 45034 Dakar-Fann
direction@senharmattan.com

L'Harmattan Cameroun
Tsinga/Derrière polyclinique FECAFOOT
BP 11486 Yaoundé
Jacques.koukam@harmattan.fr

L'Harmattan Burkina Faso
Villa 281, secteur 23 623, rue 14.32
Ouagadougou
zagbie@outlook.fr

L'Harmattan Guinée
Almamya, rue KA 028 OKB Agency
BP 3470 Conakry
harmattanguinee@yahoo.fr

L'Harmattan RDC
185, avenue Nyangwe
Commune de Lingwala – Kinshasa
matangilamusadila@yahoo.fr

L'Harmattan Congo
219, avenue Nelson Mandela
BP 2874 Brazzaville
deunovmikhael@gmail.com

L'Harmattan Mali
Immeuble Mgr Jean Marie Cissé
Aci Hamadallaye
BP 145 Bamako
syllaka@yahoo.fr

L'Harmattan Togo
Djidjole – Maison Amela
face EPP BATOME
02 BP 20680 Lomé
didieramela11@gmail.com

L'Harmattan Côte d'Ivoire
Résidence Karl – Cité des Arts
Abidjan-Cocody
03 BP 1588 Abidjan
harmattan.ivoire@gmail.com

L'Harmattan Bénin
Rue 604, (Immeuble à l'entrée
de la rue UCAO- Cite de Saint-Jean)
Cotonou
stepcorpus@gmail.com

Nos librairies en France

Librairie internationale
16, rue des Écoles
75005 Paris
librairie.internationale@harmattan.fr
01 40 46 79 11
www.librairieharmattan.com

Librairie des savoirs
21, rue des Écoles
75005 Paris
librairie.sh@harmattan.fr
01 46 34 13 71
www.librairieharmattansh.com

www.ingramcontent.com/pod-product-compliance
Lightning Source LLC
LaVergne TN
LVHW051629071026
849535LV00009BA/3516
* 9 7 8 2 3 3 6 5 6 1 4 5 5 *